BEI GRIN MACHT SICH IHR
WISSEN BEZAHLT

AF166107

- Wir veröffentlichen Ihre Hausarbeit,
  Bachelor- und Masterarbeit

- Ihr eigenes eBook und Buch -
  weltweit in allen wichtigen Shops

- Verdienen Sie an jedem Verkauf

Jetzt bei www.GRIN.com hochladen
und kostenlos publizieren

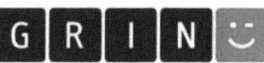

Untersuchung des SGB XI mit einer Inhaltsanalyse. Ist es den pflegenden Angehörigen gegenüber gesundheitskompetent?

Robbin Hansen

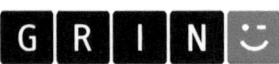

Bibliografische Information der Deutschen Nationalbibliothek:

Die Deutsche Nationalbibliothek verzeichnet diese Publikation in der Deutschen Nationalbibliografie; detaillierte bibliografische Daten sind im Internet über http://dnb.d-nb.de abrufbar.

ISBN: 9783346523648
Dieses Buch ist auch als E-Book erhältlich.

© GRIN Publishing GmbH
Nymphenburger Straße 86
80636 München

Druck und Bindung: Books on Demand GmbH, Norderstedt Germany
Gedruckt auf säurefreiem Papier aus verantwortungsvollen Quellen

Das Buch bei GRIN: https://www.grin.com/document/1145427

Hochschule Neubrandenburg

Fachbereich Gesundheit, Pflege, Management

Studiengang Pflegewissenschaft/Pflegemanagement

Thema

Ist das SGB XI den pflegenden Angehörigen gegenüber gesundheitskompetent?

Vorgelegt von: *Robbin Hansen*

Tag der Einreichung: *03.02.2020*

Inhaltsverzeichnis

Inhaltsverzeichnis 2

1   Präambel 3

2   Der gesellschaftliche Auftrag vom SGB XI 3

3   Belastungen für pflegende Angehörige 4

4   Was ist Gesundheitskompetenz? 6

5   Was haben die „Gesundheitskompetenz", die „pflegenden Angehörigen" und das SGB XI miteinander zu tun? 9

6   Methodik: 10

   6.1   Ziel der Untersuchung: 10

   6.2   Anpassung der Matrix der Subdimensionen der Gesundheitskompetenz an die Untersuchung: 11

   6.3   Durchführung der Inhaltsanalyse 11

7   Ergebnisse: 13

8   Diskussion: 15

9   Anhang "Untersuchung des SGB XI auf die Gesundheitskompetenz" 16

10 Literaturverzeichnis: 32

1 Präambel

Das soziale Gesetzbuch Teil 11 (im Weiteren als SGB XI bezeichnet) beziehungsweise die Pflegeversicherung wurde als Zweig der Sozialversicherung gegründet, um eine soziale Absicherung der Versicherten im Eintritt einer Pflegebedürftigkeit zu ermöglichen. Betont wird, dass die pflegebedürftigen Personen Hilfe von der Pflegeversicherung erhalten (Becker and Kingreen, 2019, S. 1643). Doch sind im Eintritt einer Pflegebedürftigkeit nicht nur die pflegebedürftigen Personen einer belastenden Situation ausgesetzt. Das ganze persönliche Umfeld ist betroffen. Insbesondere die Personengruppe, die im SGB XI als Pflegeperson beziehungsweise als pflegende Angehörige, angesprochen wird.

Die Sichtweisen und Definitionen von Gesundheit sind aus vielen Disziplinen breit diskutiert, wie zum Beispiel in Medizin, Gerontologie, Soziologie, Erziehungswissenschaften und Psychologie (Konopik, 2019, S. 5 ff.).

Gesund sein und bleiben ist für jede Person ein wünschenswerter Anspruch. Doch ist dies nicht für jede Person einfach durchsetzbar, sich um die eigene Gesundheit zu kümmern. Umso schwieriger wird es für Personen, sich um die eigene Gesundheit zu bemühen, wenn diese die Verantwortung für die Gesundheit anderer Personen teilweise bis komplett im Rahmen der Pflege übernehmen müssen. Die Rolle als pflegender Angehöriger geht mit Freiheitsverlusten und Selbstbestimmungsverlusten einher, ähnlich wie beim Pflegebedürftigen selbst.

Die Fähigkeit sich Informationen zu erschließen, zu verstehen und für die Gesunderhaltung einzusetzen, wird als Gesundheitskompetenz bezeichnet (Schaeffer et al., 2017, S. 11). Diese Arbeit soll ihren Schwerpunkt auf die Gruppe der pflegenden Angehörigen setzen. Es soll erklärt werden, warum gerade für diese Personengruppe die Fähigkeit der Gesundheitskompetenz besonders wichtig ist. Im Anschluss wird in einer Untersuchung geprüft, inwieweit das SGB XI die Gesundheitskompetenz der pflegenden Angehörigen in seinen Leistungen mit einschließt.

2 Der gesellschaftliche Auftrag vom SGB XI

Nach Definition der Pflegebedürftigkeit nach dem SGB XI waren zum Jahresende 2017 3,41 Millionen Menschen in Deutschland pflegebedürftig (Destatis 2018). Die soziale Pflegeversicherung, die durch das SGB XI geregelt wird, wurde zur sozialen Absicherung des Risikos der Pflegebedürftigkeit als eigenständiger Zweig der Pflegeversicherung etabliert. Dabei soll die Pflegeversicherung Hilfe leisten, wenn aufgrund der Pflegebedürftigkeit solidarische Unterstützung notwendig wird. Der Hilfebedarf soll dabei so gestaltet werden, dass dem Pflegebedürftigen ein höchst mögliches Maß an selbstständigem und selbstbestimmtem Leben ermöglicht wird. Dabei wird in § 3 „Vorrang der häuslichen Pflege" deutlich, dass der häuslichen Pflege Vorrang vor der stationären Pflege gegeben wird. Pflegende Angehörige und Nachbarn sollen unterstützt werden, um die Pflegebereitschaft zu erhöhen. § 4 „Art und Umfang der Leistungen" bestimmt, dass die Pflegeversicherung die familiäre, nachbarschaftliche oder sonstige ehrenamtliche Pflege und Betreuung in der häuslichen Pflege ergänzt. (Becker and Kingreen, 2019, S. 1644 f.)

Dass die Pflegebereitschaft von Angehörigen zu pflegen vorhanden ist, ist nachweisbar. Von den 3,41 Millionen Pflegebedürftigen werden fast 1, 8 Millionen (fast 52 %) ausschließlich durch deren pflegenden Angehörigen versorgt. Damit sind jene Angehörigen gemeint, die ausschließlich Pflegegeld nach § 37 SGB XI beziehen. Empfänger*innen von Kombinationsleistungen nach § 38 SGB XI sind nicht inbegriffen. (Destatis, 2019)

In einer gewissen Weise könnte gesagt werden, dass die Pflegeversicherung als bundesweit größter Arbeitgeber agiert.

Diese provokante Aussage kann natürlich nicht im Raum stehen bleiben. Kaum einer würde sich die Rolle als Pflegebedürftige*r oder Pflegender Angehörige*r aussuchen, das SGB XI versteht sich nicht als Arbeitgeber ect.

Es ist aber ersichtlich, dass im SGB XI zu einem gesellschaftlichen Auftrag ausgerufen wird. Pflegebedürftig gewordene Menschen sollen vorrangig durch deren Angehörige versorgt werden.

Die Frage, die sich stellt, lautet, welchen Schutz bietet das SGB XI den pflegenden Angehörigen vor den gesundheitlichen Mehrbelastungen.

3 Belastungen für pflegende Angehörige

In die Rolle des pflegenden Angehörigen zu schlüpfen ist mit hohen psychischen Belastungen, nicht zu vergessen mit Rollenkonflikten verbunden. Verweisen möchte der Autor diesbezüglich auf 2 Studien, die das Erleben von pflegenden Angehörigen zur Pflegesituation qualitativ erörtert.

Die Studie „In Freud und Leid, in guten wie in bösen Tagen, Belastungserleben pflegender Ehepartnerinnen aus einer rollentheoretischen Perspektive" beschreibt die qualitative Erhebung von sieben narrativen Interviews sowie einer Gruppendiskussion mit neun pflegenden Frauen im Alter zwischen 70 und 80 Jahren. Es ging hervor, dass für die pflegenden Frauen die Spielräume für eigene Bedürfnisse, Wünsche und Auszeiten durch die Verantwortlichkeit der Pflege des Partners sehr klein werden. Dies wird als sehr belastend empfunden. Für die Frauen ist ein Umsetzen eigener Interessen immer mit einem schlechten Gewissen dem pflegebedürftigen Partner gegenüber verbunden. Deshalb erfolgt eine Umsetzung derer kaum. Selbst bei drohender Überlastung der pflegenden Angehörigen werden die Abgabe von Pflege- und Betreuungsaufgaben kaum wahrgenommen, weil das schlechte Gewissen der Frauen den Verdacht einer Rollenuntererfüllung oder mangelnden Rollenkonformität suggeriert.

Die Studie zeigt, dass die Einstellungen, Handlungen und Entscheidungsfindungen der pflegenden Angehörigen von sozial normativen Erwartungshaltungen beeinflusst werden. Eine Unterstützung von pflegenden Angehörigen kann durch die Schaffung von Optionen der legitimen Distanzierung der Pflegerolle erfolgen. Dies setzt Maßnahmen der Bewusstseinsbildung und Einstellungsänderung voraus. Zum anderen ist zu sagen, dass die Rolle als Pflegerin für die Frauen auch eine Ressource darstellen kann. Das Wohlbefinden der pflegenden Angehörigen ist auch von der interaktiven Bestätigung des pflegebedürftigen Partners abhängig. Wertschätzen die pflegebedürftigen Partner die pflegerischen Leistungen, fühlen sich die pflegenden Angehörigen in ihrem Sinn und identitätsstiftenden Rolle bestätigt. Problematisch wird es jedoch, wenn keine Wertschätzung beziehungsweise sogar eine ablehnende Haltung der pflegebedürftigen Menschen erfolgt. Solche Erfahrungen werden von den pflegenden Angehörigen als sehr belastend empfunden und sind keine Seltenheit (Gebhart, 2018).

Um neben den pflegenden Partnern noch eine zweite Rolle zu beleuchten, soll auf die Studie „Ich bin dann selbst in so einer Art Hamsterrad … – Töchter zwischen Beruf und Pflege. Eine qualitative Untersuchung mit Töchtern von hilfe- und pflegebedürftigen Eltern" verwiesen werden. Für pflegende Töchter, die auch berufstätig sind, kann folgendes festgestellt werden. „Das Belastungserleben und die Auswirkungen auf das Wohlbefinden hängen neben individuellen Dispositionen vor allem von der Unterstützung durch Partner und Arbeitgeber ab. Während Frauen, die vielfältige Unterstützung erfahren, zwar auch davon sprechen, müde und erschöpft zu sein, zeigen sich insbesondere bei alleinstehenden Frauen gravierende gesundheitliche Einschränkungen. Aber auch Frauen, die aufgrund der Pflege ihre Arbeitszeit reduzierten, taten dies, um die Doppelbelastung abzumildern und wieder Zeit für sich zu gewinnen. In einigen Fällen war ein Zusammenbruch der Auslöser für eine Veränderung der Situation. Die Frauen unseres Samples in so genannten Sandwichpositionen leiden weniger unter gesundheitlichen Belastungen als unter einem Mangel an Zeit für sich selbst" (Kohler et al., 2012, S. 308).

In der DEGAM Leitlinie wird als Ergebnis einer repräsentativen Umfrage für pflegende Angehörige beschrieben, dass der allgemeine Gesundheitszustand von Angehörigen, die mindestens zwei Stunden täglich pflegen, signifikant häufiger als von Nichtpflegenden als „nicht gut" beschrieben wird. Dabei geben der Pflegeumfang und das Krankheitsbild des zu Pflegenden der Belastung der pflegenden Angehörigen eine Gewichtung, die das Risiko einer gesundheitlichen Beeinträchtigung beeinflusst. Es wird ausgeführt, dass Gesundheitliche Einschränkungen als Indikator gelten, inwieweit Menschen die

Fähigkeit haben, ihre alltäglichen Tätigkeiten auszuüben. Diesbezüglich zeigt sich ein Unterschied zwischen den mindestens zwei Stunden täglich pflegenden Angehörigen und Nicht-Pflegenden, bei dem die pflegenden Angehörigen signifikant häufiger unter Einschränkungen leiden. (DEGAM, S. 25 f.)

Als Fazit ist festzustellen. Es wurden unterschiedliche Positionen dargelegt, die das Belastungsempfinden der pflegenden Angehörigen aus unterschiedlichen Blickwinkeln beleuchten. Die Pflege von Pflegebedürftigen bedeutet für pflegende Angehörige Verlust an Freiheit, die Auseinandersetzung mit Rollenkonflikten und gesundheitliche Belastung.

4   Was ist Gesundheitskompetenz?

Beschäftigt man sich mit dem Begriff der Gesundheitskompetenz, stößt man auf eine Reihe von Begriffen, welche zunächst nur schwer auseinanderzuhalten sind. Zu den Begriffen zählen zum ersten natürlich die „Gesundheitskompetenz" selbst, anschließend aber auch die Begriffe „Health Literacy" , „Gesundheitsförderung" und „Prävention".

Historisch gesehen ist Health Literacy als Begrifflichkeit im wissenschaftlichen Diskurs die älteste, aus dem angloamerikanischen Raum entstammend.

Doch was ist Health Literacy? „Übersetzt wird er hierzulande meist als Gesundheitskompetenz, meint aber wörtlich gesundheitliche Literalität, was im Deutschen nicht sehr gebräuchlich ist. Der Begriff entstammt der anglo- amerikanischen Alphabetisierungsdiskussion, in der Literalität als Schriftsprachkompetenz definiert und als Voraussetzung gesellschaftlicher Teilhabe verstanden wird (Schaeffer et al., 2017, S. 11). Über einen breiten Definitionsdiskurs hinweg umfasst Health Literacy jedoch mehr die Schriftsprachkompetenz. Zur Zeit findet im deutschen, als auch im europäischen Raum die Definition der Europäischen Health Literacy Survey (HLS- EU) breite Anwendung (Schaeffer et al., 2017, S. 12). Dem folgend definiert sich Health Literacy folgendermaßen:

„ Health Literacy basiert auf allgemeiner Literacy und umfasst das Wissen, die Motivation und die Kompetenzen von Menschen, relevante Gesundheitsinformationen in unterschiedlicher Form zu finden, zu verstehen, zu beurteilen und anzuwenden um im Alltag in den Domänen der Krankheitsbewältigung, der Krankheitsprävention und der Gesundheitsförderung, Urteile fällen und Entscheidungen treffen zu können, die ihre Lebensqualität während des gesamten Lebenslaufs erhalten oder verbessern." (Sorensen et al., 2012 zit. nach:Pelikan and Ganahl, 2017).

Zum besseren Verständnis ist mit Abbildung 1 eine Matrix hinterlegt, die das Verständnis der Definition Gesundheitskompetenz nach der Europäischen Health Literacy Survey graphisch darstellt. In den Zeilen werden die Domänen Krankheitsbewältigung, Prävention und Gesundheitsförderung aufgelistet.

In den Spalten die Stadien des Informationsmanagements Informationen finden, Informationen verstehen, Informationen beurteilen und Informationen anwenden.

Zum Verständnis werden die Dimensionen der Krankheitsbewältigung, der Prävention und der Gesundheitsförderung kurz ausgeführt.

Krankheitsbewältigung:

Um die Dimension Krankheitsbewältigung zu definieren, wird der Fachausdruck des Copings erklärt. Das Coping umfasst das Bewältigungsverhalten. Es ist ein Prozess der Auseinandersetzung mit belastenden Situationen und Stressoren, der behaviorale, emotionale, kognitive und motivationale Reaktionen umfasst (Pschyrembel 2011, S. 413).

Im Kontext bedeutet dies, dass ein Stressor bereits auf die Person wirkt. Der Begriff Coping lässt sich in den Kontext deshalb besser einordnen. Denn für pflegende Angehörige zählt nicht ausschließlich die Krankheitsbewältigung, sicherlich haben einige Angehörige auch gesundheitliche Belastungen. Für die pflegenden Angehörigen zählt umso mehr die Bewältigung der Pflegesituation mit der pflegebedürftigen Person. Aus Sicht des Autors ist dies eine notwendige Modifikation des Gesundheitskompetenz Konzeptes an die Zielgruppe der pflegenden Angehörigen.

Prävention:

Unter Prävention versteht man alle Maßnahmen, die eine gesundheitliche Schädigung gezielt verhindern, die Wahrscheinlichkeit reduzieren oder den Eintritt verzögern (Pschyrembel, 2011, S. 1686). Es wird eine pathogenetische Sichtweise verfolgt, indem Risikofaktoren ausgeschaltet werden. Risikofaktoren können dabei genetische, physiologische und psychische Voraussetzungen sein, ebenso wie verhaltensbezogene Dispositionen und umweltbezogene Gegebenheiten (Steinbach, 2018, S. 23 f.).

Gesundheitsförderung:

Aus der Ottawa Charta 1986 lässt sich folgende Definition der Gesundheitsförderung ableiten. Gesundheitsförderung zielt auf einen Prozess, allen Menschen ein höheres Maß an Selbstbestimmung über ihre Gesundheit zu ermöglichen und sie damit zur Stärkung ihrer Gesundheit zu befähigen. Um ein umfassendes körperliches, seelisches und soziales Wohlbefinden zu erlangen, ist es notwendig, dass sowohl einzelne als auch Gruppen ihre Bedürfnisse befriedigen, ihre Wünsche und Hoffnungen wahrnehmen und verwirklichen sowie ihre Umwelt meistern bzw. verändern können. (Ottawa charta 1986) Aus der Definition der Ottawa Charta lassen sich Ansätze der gesundheitsbezogenen Verhaltensänderung, ebenso wie die Förderung der Selbstregulation und dem Empowerment ableiten.

Abbildung 1: Matrix der Subdimensionen des konzeptuellen Modells der umfassenden Gesundheitskompetenz, nach Sørensen et al. (Sørensen et al., 2012), mit der Anzahl der Items für den HLS-EU-Q47
bzw. die Kurzform HLS-EU-Q16 und den Formulierungen der Items des HLS-EU-Q16

Gesundheits-kompetenz	Informationen finden (4 von 13)	Informationen verstehen (6 von 11)	Informationen beurteilen (3 von 12)	Informationen anwenden (3 von 11)
für Krankheits-bewältigung (7 von 16)	Q1 … Informationen über Therapien für Krankheiten, die Sie betreffen, zu finden? Q2 … herauszu-finden, wo Sie professionelle Hilfe erhalten, wenn Sie krank sind? (2 von 4)	Q3 … zu verstehen, was ihr Arzt Ihnen sagt? Q4 … die Anweisun-gen Ihres Arztes oder Apothekers zur Einnahme der verschieben Medikamente zu verstehen? (2 von 4)	Q5 … zu beurteilen, wann Sie eine zweite Meinung von einem anderen Arzt einholen sollten? (1 von 4)	Q6 … mit Hilfe der Informationen, die Ihnen der Arzt gibt Entscheidungen bezüglich Krankhei-ten zu treffen? Q7 … den Anweisun-gen Ihres Arztes oder Apothekers zu folgen? (2 von 4)
für Prävention (5 von 15)	Q8 … Informationen über Unterstüt-zungsmöglichkeiten bei psychischen Problemen, wie Stress oder Depression, zu finden? (1 von 4)	Q9 … Gesundheits-warnungen vor Verhaltensweisen wie Rauchen, wenig Bewegung oder übermäßiges Trinken zu verstehen? Q10 … zu verstehen, warum Sie eine Vorsorgeunter-suchung brauchen? (2 von 3)	Q11 … zu beurteilen, ob die Informationen über Gesundheitsri-siken in den Medien vertrauenswürdig sind? (1 von 4)	Q12 … aufgrund von Informationen aus den Medien zu entscheiden, wie Sie sich vor Krankheiten schätzen können? (1 von 3)
für Gesundheits-förderung (4 von 16)	Q13 … Informationen über Verhaltenswei-sen zu finden, die gut für Ihr psychisches Wohlbefinden sind? (1 von 3)	Q14 … Gesundheits-ratschläge von Familienmitgliedern oder Freunden zu verstehen? Q15 … Informationen in den Medien darüber, wie Sie Ihren Gesundheits-zustand verbessern können, zu verstehen? (2 von 4)	Q16 … zu beurteilen, welche Alltagsge-wohnheiten mit Ihrer Gesundheit zusammenhängen? (1 von 3)	kein adäquates Item (0 von 4)

(Sorensen et al., 2012 zit. nach:Pelikan and Ganahl, 2017)

Es geht nach dem Verständnis des Autors bei Health Literacy nicht um den aktiven Prozess einen Klienten oder Patienten als Angehörigen eines Heilberufes in gesundheitsrelevanten Belangen zu führen, sondern um die Selbstregulation von Individuen, welche eine eigenverantwortliche Haltung zu gesundheitlichen Belangen beinhaltet.

Denn nicht Fremdbestimmung durch Angehörige von Gesundheitsprofessionen, sondern selbstregulative Prozesse bestimmen oftmals die Qualität von Entscheidungen und Handlungen. Selbstregulative Prozesse umfassen Gesundheitliche Ziele und Einstellungen, die Wege, die man dafür geht und die Integrität dieses Selbstverständnisses in die Umwelt (Lenartz, 2012, S. 11). Eine ungenügende Gesundheitskompetenz kann Fähigkeiten weitreichend einschränken, wie zum Beispiel:

-   Das Ausfüllen von komplexen Formularen
-   Das Auffinden von Leistungserbringern und medizinischen Dienstleistungen
-   Das geben von Auskünften über den Verlauf der eigenen Krankheitsgeschichte
-   Die persönliche Hygiene und Pflege
-   Das Selbstmanagement einer chronischen Krankheit
-   Das Verstehen, wie Medikamente eingenommen werden sollen

(Lenartz, 2012, S. 23).

5   Was haben die „Gesundheitskompetenz", die „pflegenden Angehörigen" und das SGB XI miteinander zu tun?

Eine gute Gesundheitskompetenz sollte gerade für pflegende Angehörige politisch gewollt sein. Denn sie sind durch die Übernahme der Pflege eines Angehörigen vermehrt belastet, das einen erfolgreichen Einsatz von Bewältigungsstrategien zum Erhalt der eigenen Gesundheit wünschenswert werden lässt. Wird nämlich der pflegende Angehörige ins Krankenhaus eingewiesen, ist eine adäquate Vertretungspflege für den Pflegebedürftigen oft nur schwer sehr schnell zu organisieren. Hohe Kosten entstehen. Der zweite Grund, warum die Förderung der Gesundheitskompetenz für die pflegenden Angehörigen relevant sein sollte ist, dass sie nicht nur für sich selbst sorgen und bestimmen, sondern oft auch stellvertretend für den Pflegebedürftigen. Der Grad des sich Sorgens und Fremdbestimmens für den Pflegebedürftigen nimmt natürlich bei dessen kognitiver Beeinträchtigung noch zu. Im SGB XI wurde, wie bereits beschrieben, ein gesellschaftlicher Auftrag erklärt, dass Pflegebedürftige weitestgehend in der Häuslichkeit durch deren Angehörige, Nachbarn und Ehrenamtliche versorgt werden sollen. Doch sollte damit aus Sicht des Autors den pflegenden Angehörigen eine besondere Förderung zustehen, und zwar die stärkere Ausprägung der Gesundheitskompetenz. Zum einen um präventiv eigene gesundheitliche Probleme zu reduzieren, welche letztendlich auch die Versorgungssicherheit der

Pflegebedürftigen erhöht. Zum anderen kann nur jemand, der sich selbst gut pflegen kann auch andere gut pflegen. Das heißt die Ausbildung einer guten Gesundheitskompetenz bei pflegenden Angehörigen ist essentiell, um die betreffenden pflegebedürftigen Menschen qualitativ gut zu versorgen. Die Arbeit soll sich mit dieser einseitigen Sicht auf den pflegenden Angehörigen konzentrieren. Selbstverständlich soll das Selbstbestimmungsrecht und die gesundheitliche Eigenverantwortung der pflegebedürftigen Menschen nicht negiert werden. Es stellt sich die Frage, ob das SGB XI Leistungen hinterlegt hat, die die Gesundheitskompetenz der pflegenden Angehörigen fördern.

Den Autor interessiert deshalb folgende metatheoretische Fragestellung: Inwieweit gewährt das SGB XI Leistungen für pflegende Angehörige, ihre eigene Gesundheitskompetenz zu fördern und zu erhalten?

In einer Untersuchung des SGB XI soll festgestellt werden, ob im Gesundheitssystem Leistungen für Versicherte (speziell in der Rolle des pflegenden Angehörigen) enthalten sind, die Einfluss auf die Gesundheit ausüben.

6   Methodik:

Es soll eine Inhaltsanalyse erfolgen. Dabei soll das Sozialgesetzbuch Teil 11 in der 48. Auflage (Becker and Kingreen, 2019) auf folgende Fragestellung untersucht werden.

Sind im SGB XI Leistungen für pflegende Angehörige hinterlegt, die ihre Gesundheitskompetenz fördern, um die Pflegesituation mit dem Pflegebedürftigen adäquat bewältigen zu können?

6.1   Ziel der Untersuchung:

Es soll anhand der Ergebnisse der Untersuchung eine Matrix der Subdimensionen der Gesundheitskompetenz (Sorensen et al., 2012 zit. nach Pelikan und Ganahl, 2017) aufgebaut werden. Das heißt, dass die eingeschlossenen Paragraphen deduktiv nach 2 Kategoriengruppen überprüft werden. Zunächst wird die Kategoriengruppe zu den Dimensionen der Gesundheitskompetenz gebildet. Diese beinhaltet die Dimension Krankheitsbewältigung/ Pflegebewältigung, die Dimension der Prävention und die Dimension der Gesundheitsförderung.

Die andere Kategoriengruppe sind die Stadien des Informationsmanagements. Die daraus gebildeten Kategorien lauten: Informationen finden, Informationen verstehen, Informationen beurteilen, Informationen anwenden und nicht zuordbar.

6.2 Anpassung der Matrix der Subdimensionen der Gesundheitskompetenz an die Untersuchung:

Die Vorbereitung der Untersuchung hat ergeben, dass die Matrix der Subdimensionen der Gesundheitskompetenz (siehe Abbildung 1, S. 8) nicht direkt auf die Untersuchung des SGB XI anwendbar ist. Zum einen sind die Stadien des Informationsmanagements (Informationen finden, Informationen verstehen, Informationen beurteilen und Informationen anwenden) nicht ausreichend, um alle Leistungen des SGB XI in diese einordnen zu können. Dies mag daran liegen, dass nicht alle angebotenen Leistungen im SGB XI einen für den Leistungsempfänger edukativen Charakter haben.

6.3 Durchführung der Inhaltsanalyse

Schritt 1: Einschluss der zu untersuchenden Paragrafen. Von den 146 Paragrafen, die das SGB XI umfassen, wurden 14 Paragrafen in die Untersuchung eingeschlossen. Die Paragraphen wurden anhand des Titelabgleichs eingeschlossen. Es wurden nach Titeln gesucht, die augenscheinlich Leistungen für Versicherte enthielten, die auch die pflegenden Angehörigen mit einschließen könnten. Für dieses Einschlusskriterium waren auch die Vorkenntnisse des Autors ausschlaggebend.

Schritt 2: Festlegung einer Leitlinie für die Zuordnung des Materials zu den Dimensionen der Gesundheitskompetenz. Dafür wurden die Definitionen von Coping, Prävention und Gesundheitsförderung aus dem vorherigen Kapitel zugrunde gelegt.

Abbildung 2: Leitlinie für die Zuordnung der Dimensionen der Gesundheitskompetenz

Kategorie	Leitlinie für die Zuordnung
Krankheits-/ Pflegebewältigung (Coping)	Es geht darum, einen aktuellen wirkenden Stressor zu reduzieren. Hilfen, um die aktuelle Situation bewältigen zu können.
Prävention	Vorbeugende Maßnahmen, es geht darum Risikowahrscheinlichkeiten zu reduzieren. Eintritt einer gesundheitlichen Schädigung vorbeugen.
Gesundheitsförderung	Das gesundheitsbezogene Verhalten soll positiv verändert werden. Motivation soll gestärkt werden. Die Selbstbestimmung für die Gesundheit steht im Vordergrund.

Zusätzlich wurden für die Stadien des Informationsmanagements eine Beurteilungshilfe erarbeitet, weil in den Paragrafen einige Interventionslogiken wie Information, Beratung und Anleitung genannt werden, die den Stadien des Informationsmanagements zugeordnet werden müssen. In der Auseinandersetzung mit den Paragraphen des SGB XI sind unterschiedliche Interventionslogiken wie Informieren, Beraten, Anleiten enthalten, die in ihrem unterschiedlichen Vermittlungsgrad bestimmt werden sollen, damit sie den 4 Stadien des Informationsmanagements zugeordnet werden können.

Beurteilungshilfe:

Information:

„Die Interventionslogik der Information liegt darin, dass die Aneignung und Verarbeitung der Information letztlich dem Empfänger obliegt." (ZQP). Es kann gedeutet werden, dass Informationen gegeben werden, das Verstehen- und Beurteilen-Können dieser Information ist nicht angegeben. Deshalb wird die Interventionslogik des Informierens dem Stadium des Informationsmanagements Informationen-Finden zugeordnet.

Beratung:

„Charakteristisch für Beratung ist eine gemeinsame Suche nach Lösungsstrategien von Ratsuchendem und Beratendem. … Beratung kann Deutungswissen zum Verständnis und zur Einordnung einer individuellen Pflegesituation vermitteln, aus der heraus Lösungsmöglichkeiten entwickelt werden können." (ZQP). Es wird mit dem Begriff Verständnis das Verstehen-Können von Informationen angedeutet. Begriffe wie Deutungswissen und das Einordnen-Können von Informationen deutet darauf hin, dass die Information auch beurteilt werden kann. Deshalb werden die Stadien des Informationsmanagements Informationen-Verstehen und Informationen-Beurteilen gekoppelt, wenn die Interventionslogik des Beratens zugeordnet werden muss.

Anleitung:

„Durch Schulung, Anleitung und Edukation sollen krankheits- und problembezogenes Wissen sowie Fähigkeiten und Fertigkeiten, die im Umgang mit spezifischen Problemen erforderlich sind, gezielt vermittelt werden. … Schulung, Anleitung und Edukation zielen darauf ab, Bewältigungs- und Selbstmanagementkompetenzen zu vermitteln." (ZQP).

Das Vermitteln von Fähigkeiten und Fertigkeiten deutet darauf hin, dass Informationen angewendet werden können sollen. Deshalb wird die Interventionslogik des Anleitens dem Stadium des Informationsmanagements Informationen-Anwenden zugeordnet.

Schritt 3: Die eingeschlossenen Paragrafen wurden gelesen, wesentliche Inhalte zur Bestimmung des Inhaltes der Leistung wurden gekürzt zitiert. Danach wurden Textpassagen, welche für die Einordnung von den deduktiv bestimmten Kategorien relevant sind, gelb markiert.

Schritt 4: Überprüfung, ob die Paragrafen einen Bezug zu den pflegenden Angehörigen herstellt, beziehungsweise, ob die Leistung der Pflegekasse sie mit einschließt. Ist dies nicht der Fall, erfolgt ein Ausschluss aus der weiteren Untersuchung.

Schritt 5: Getrennte Untersuchung jedes einzelnen Paragrafen auf die Kategoriengruppen „auf Stadium des Informationsmanagements" und „auf Dimension der Gesundheitskompetenz". Zunächst wurden für die jeweilige Kategoriengruppe relevante Sätze oder Schlüsselwörter als Zitate rot markiert eingefügt. Bezugnehmend auf diese relevanten Zitate erfolgte die Analyse zur Einteilung in die genaue Kategorie, der jeweiligen Kategoriengruppe.

7 Ergebnisse:

Die ausführliche Inhaltsanalyse ist unter 10. Anhang „Untersuchung des SGB XI auf die Gesundheitskompetenz" hinterlegt.

Es ist nach der Untersuchung des SGB XI festzustellen, dass das SGB XI Leistungen für pflegende Angehörige mit vorgesehen hat. Wenn Angehörige die Pflege eines pflegebedürftig gewordenen Menschen übernehmen, werden Sie im Leistungskatalog der Pflegeversicherung mitberücksichtigt.

Nicht alle eingeschlossenen Leistungen haben Bezug zu den pflegenden Angehörigen genommen. So wurden 2 Paragrafen (§ 37 Pflegegeld für selbst beschaffte Hilfen, § 38 Kombination von Geldleistung und Sachleistung) ausgeschlossen und nicht auf das Stadium des Informationsmanagement und der Dimension der Gesundheitskompetenz untersucht.

Die Untersuchung hat in den Subdimensionen der Gesundheitskompetenz folgendes ergeben. Es sind alle Leistungen, die für diese Untersuchung eingeschlossen wurden auf die Dimension der Krankheits-/ Pflegebewältigung zuzuordnen. Zwei Paragrafen (§ 7 Aufklärung, Auskunft und § 45 Pflegekurse für Angehörige und ehrenamtliche Pflegepersonen) sind über die Dimension der Krankheits-/ Pflegebewältigung auch teilweise auf die Dimension der Prävention zuzuordnen. Es sind keine Leistungen im SGB XI hinterlegt, die die Dimension der Gesundheitsförderung betreffen.

Die Untersuchung auf die Stadien des Informationsmanagements hat ergeben, dass pflegende Angehörige mit den Leistungen des SGB XI auf allen vorgesehenen Ebenen des Informationsmanagements geschult werden können. Das heißt, dass pflegende Angehörige befähigt werden können

Informationen zu finden, Informationen zu verstehen, Informationen zu beurteilen und Informationen anwenden zu können. Es fällt auf, dass die Stadien des Informationsmanagements Informationen-Verstehen und Informationen-Beurteilen nur gekoppelt zugeordnet werden konnten, weil die Interventionslogik des Beratens in den Paragrafen erwähnt wurde. Es wurde vorher methodisch festgelegt, dass das Stichwort Beratung beiden Stadien gekoppelt zugeordnet wird. Inwieweit das SGB XI für die Bedeutung beider Stadien für sich ausgelegt ist, lässt sich nicht entnehmen.

Von den 14 Paragraphen des SGB XI, die in die Untersuchung eingeschlossen wurden, sind 7 Paragrafen keinem Stadium des Informationsmanagements zuordbar gewesen. Das lag daran, dass nicht alle Leistungen, die im SGB XI hinterlegt sind, einen edukativen Zweck für die Leistungsempfänger haben. Manche Leistungen wie zum Beispiel § 41 Tagespflege und Nachtpflege umfassen einfach eine Anwendung zur Entlastung der pflegenden Angehörigen. Es ist kein edukativer Charakter beschrieben. Das nicht alle Leistungen den Stadien des Informationsmanagements zuordbar sind, soll für die Intention der Untersuchung nicht negativ gewertet werden.

Die Ergebnisse zeigen Defizite im Hinblick auf die Dimensionen der Gesundheitskompetenz. Zunächst ist zu sagen, dass alle untersuchten Paragraphen bedingungslos den Dimensionen der Gesundheitskompetenz zuordbar waren.

Abbildung 3: Matrix zur Gesundheitskompetenz im SGB XI für pflegende Angehörige

Gesundheitskompetenz	Informationen finden	Informationen verstehen	Informationen beurteilen	Informationen anwenden	Nicht zuordbar
Dimension der Krankheits-/ Pflegebewältigung	-§ 7 Aufklärung, Auskunft - § 7a Pflegeberatung	-§ 45a Angebote zur Unterstützung im Alltag „Angebote zur Entlastung der Pflegenden" -§ 7a Pflegeberatung	§ 36 Pflegesachleistung (Pflegefachliche Anleitung) -§ 45 Pflegekurse für Angehörige und ehrenamtliche Pflegepersonen	-§ 39 Häusliche Pflege bei Verhinderung der Pflegeperson -§ 40 Pflegehilfsmittel und wohnumfeldverbessernde Maßnahmen -§ 41 Tagespflege und Nachtpflege	

				-§ 42 Kurzzeitpflege
				-§ 44a Zusätzliche Leistungen bei Pflegezeit und kurzzeitiger Arbeitsverhinderung
				-§ 45b Entlastungsbetrag
				- § 45d Förderung der Selbsthilfe
Dimension der Prävention	-§ 7 Aufklärung, Auskunft			-§ 45 Pflegekurse für Angehörige und ehrenamtliche Pflegepersonen
Dimension der Gesundheitsförderung				

Ausgeschlossene Paragrafen, die kein Bezug zu den pflegenden Angehörigen herstellen.

§ 37 Pflegegeld für selbst beschaffte Hilfen

§ 38 Kombination von Geldleistung und Sachleistung (Kombinationsleistung

8 Diskussion:

Im SGB XI ist als metatheoretisches Regelwerk der Gesundheitskompetenz von pflegenden Angehörigen in ungenügendem Ausmaß Rechnung getragen. Pflegende Angehörige erhalten fast ausschließlich in der Dimension der Krankheitsbewältigung und Pflegebewältigung Entlastungs- und Unterstützungsleistungen. Dies ist auch nicht zu kritisieren. Es ist aber nur ein Grundstein den pflegende Angehörige zur erfolgreichen Bewältigung der Pflegesituation benötigen. Vorsorgende Leistungen, die die Dimensionen der Prävention fördern, werden nur ergänzend und teilweise berücksichtigt. Die Dimension der Gesundheitsförderung ist im SGB XI nicht berücksichtigt. Für die Dimensionen der Prävention und der Gesundheitsförderung sollten im SGB XI Leistungen für pflegende Angehörige aufgenommen werden.

Pflegende Angehörige sind oft in besonders belasteten Rollenkonflikten und sind mit der Pflegesituation überfordert oder stark belastet. Angebote der Entlastung und Unterstützung der aktuell belastenden Pflegesituation helfen den pflegenden Angehörigen die Versorgung des Pflegebedürftigen aufrecht zu erhalten, aber dass Ressourcen der pflegenden Angehörigen auch für die Zukunft ausgebaut werden müssen, findet keine Berücksichtigung. Dies ist aber aus zwei Gründen besonders wichtig. Zum einem müssen pflegende Angehörige lernen ihre eigenen Ressourcen und Interessen zu wahren. Zu den Interessen gehört auch zu lernen auf die eigene Gesundheit Rücksicht zu nehmen. Das Gesundheitssystem muss über das SGB XI Anreize schaffen, dass pflegende Angehörige in Ihrer Gesundheitskompetenz, insbesondere in den Dimensionen der Prävention und der Gesundheitsförderung gefördert werden.

Eine größere Beachtung und Förderung der Gesundheitskompetenz von pflegenden Angehörigen sollte von den Pflegekassen aus folgenden Gründen durchgeführt werden.

- Pflegende Angehörige brauchen gesundheitliche Widerstandskräfte/ Ressourcen, um die Belastung der Pflegesituation bewältigen zu können. Mit Ihrer Überbelastung ist die Versorgungssicherheit der Pflegebedürftigen gefährdet.

- Nur wer sich selbst gut pflegen kann, kann auch andere gut pflegen. Eine ausgeprägte Gesundheitskompetenz der pflegenden Angehörigen ist notwendig, um eine qualitative hochwertige Laienpflege durchführen zu können.

9 Anhang "Untersuchung des SGB XI auf die Gesundheitskompetenz"

§ 7 Aufklärung, Auskunft

„(2) Die Pflegekassen haben die Versicherten und Ihre Angehörigen und Lebenspartner in den mit der Pflegebedürftigkeit zusammenhängenden Fragen, insbesondere über die Leistungen der Pflegekassen sowie über die Leistungen und Hilfen anderer Träger, in für sie verständlicher Weise zu informieren. ...

Mit Einwilligung des Versicherten haben der behandelnde Arzt, das Krankenhaus, die Rehabilitations- und Vorsorgeeinrichtungen sowie der Sozialleistungsträger unverzüglich die zuständige Pflegekasse zu benachrichtigen, wenn sich der Eintritt von Pflegebedürftigkeit abzeichnet oder wenn Pflegebedürftigkeit festgestellt wird. Die zuständige Pflegekasse informiert die Versicherten unverzüglich nach Eingang eines Antrags auf Leistungen nach diesem Buch insbesondere über Ihren Anspruch auf die unentgeldliche Pflegeberatung …" (Becker and Kingreen, 2019)

Analyse:

Bezug zu Angehörigen:

Die Angehörigen sind in die Leistung miteingeschlossen. Denn in dieser Leistung werden Versicherte und Ihre Angehörigen und Lebenspartner*innen eingeschlossen.

Auf Stadium des Informationsmanagements:

„in für sie verständlicher Weise zu informieren"

➔ Klienten werden informiert. Diese Informationen sollen in verständlicher Weise übermittelt werden, das heißt, dass die Klienten in die Lage versetzt werden sollen, die gegebene Information auch zu verstehen.

Deshalb Einordnung in das Informationsstadium des Informationen-Verstehen.

Auf Dimension:

„Lebenspartner in den mit der Pflegebedürftigkeit zusammenhängenden Fragen, insbesondere über die Leistungen der Pflegekassen sowie über die Leistungen und Hilfen anderer Träger"

„behandelnde Arzt, das Krankenhaus, die Rehabilitations- und Vorsorgeeinrichtungen sowie die Sozialleistungsträger unverzüglich die zuständige Pflegekasse zu benachrichtigen, wenn sich der Eintritt von Pflegebedürftigkeit abzeichnet oder wenn Pflegebedürftigkeit festgestellt wird"

➔ . Zur Dimension lässt sich ableiten, dass das grundsätzliche Niveau dem aktuellen Problem entspricht. Also der bereits eingetretenen Pflegebedürftigkeit. Deshalb trifft das Niveau der Pflegebewältigung zu. Auch das Niveau der Prävention lässt sich ableiten, weil behandelnde Ärzte, Krankenhäuser, die Rehabilitations- und Vorsorgeeinrichtungen sowie die Sozialleistungsträger die zuständige Pflegekasse informieren, wenn eine eintretende Pflegebedürftigkeit zu erwarten ist.

Deshalb erfolgt die Einordnung jeweils in die Dimension der Krankheits-/Pflegebewältigung und der Prävention.

§ 7a Pflegeberatung

(1) Personen, die Leistungen nach diesem Buch erhalten, haben Anspruch auf individuelle Beratung und Hilfestellung durch einen Pflegeberater oder eine Pflegeberaterin bei der Auswahl und Inanspruchnahme von bundes- oder landesrechtlich vorgesehenen Sozialleistungen sowie sonstigen Hilfsangeboten, die auf die Unterstützung von Menschen mit Pflege-, Versorgungs- oder Betreuungsbedarf ausgerichtet sind (Pflegeberatung) ... Aufgabe der Pflegeberatung ist es insbesondere,

1.

den Hilfebedarf unter Berücksichtigung der Ergebnisse der Begutachtung durch den Medizinischen Dienst der Krankenversicherung sowie, wenn die ... anspruchsberechtigte Person zustimmt, die Ergebnisse der Beratung in der eigenen Häuslichkeit ... systematisch zu erfassen und zu analysieren,

2. einen individuellen Versorgungsplan mit den im Einzelfall erforderlichen Sozialleistungen und gesundheitsfördernden, präventiven, kurativen, rehabilitativen oder sonstigen medizinischen sowie pflegerischen und sozialen Hilfen zu erstellen, ...

6. über Leistungen zur Entlastung der Pflegepersonen zu informieren. ...

Bei Erstellung und Umsetzung des Versorgungsplans ist Einvernehmen mit dem Hilfesuchenden und allen an der Pflege, Versorgung und Betreuung Beteiligten anzustreben. ...

(2) Auf Wunsch einer anspruchsberechtigten Person nach Absatz 1 Satz 1 erfolgt die Pflegeberatung auch gegenüber ihren Angehörigen oder weiteren Personen oder unter deren Einbeziehung.

(Becker and Kingreen, 2019)

Analyse:

Bezug zu den Angehörigen:

Angehörige sind mit in die Leistung eingeschlossen. Denn „Auf Wunsch ... erfolgt die Pflegeberatung auch gegenüber ihren Angehörigen oder weiteren Personen oder unter deren Einbeziehung".

<u>**Auf Stadium des Informationsmanagements**</u>

„Anspruch auf individuelle Beratung und Hilfestellung durch einen Pflegeberater, Pflegeberatung"

→ Es wird die Interventionslogik des Beratens angesprochen, die dazu befähigt Informationen-Verstehen und Beurteilen zu können.

Deshalb Einordnung ins Stadium der Information-Verstehen/ Beurteilen

„Über Leistungen zur Entlastung der Pflegeperson zu informieren"

→ „Die Interventionslogik des Informierens wird angesprochen. Es wird kein Anspruch erhoben, dass der Klient die gegebene Information verstehen kann.

Deshalb Einordnung ins Stadium der Informationen-Finden

<u>**Auf Dimension:**</u>

„gesundheitsfördernden, präventiven, kurativen, rehabilitativen oder sonstigen medizinischen sowie pflegerischen und sozialen Hilfen zu erstellen."

→ Bezieht sich im Kontext nur auf die Pflegebedürftigen.

„Leistungen zur Entlastung der Pflegeperson"

→ Ausschluss Dimension Prävention, Gesundheitsförderung, weil keine Zukunftsdeutung.

→ Entlastung bezieht sich auf die Gegenwart

Deshalb Einschluss in die Dimension der Krankheitsbewältigung/ Pflegebewältigung

§ 36 Pflegesachleistung

„(1) Pflegebedürftige der Pflegegrade 2 bis 5 haben bei häuslicher Pflege Anspruch auf körperbezogene Pflegemaßnahmen und pflegerische Betreuungsmaßnahmen sowie auf Hilfen bei der Haushaltsführung als Sachleistung (häusliche Pflegehilfe). …

„(2) Häusliche Pflegehilfe wird erbracht, um Beeinträchtigungen der Selbständigkeit oder der Fähigkeiten des Pflegebedürftigen so weit wie möglich durch pflegerische Maßnahmen zu beseitigen oder zu mindern und eine Verschlimmerung der Pflegebedürftigkeit zu verhindern. Bestandteil der häuslichen Pflegehilfe ist auch die pflegefachliche Anleitung von Pflegebedürftigen und Pflegepersonen. Pflegerische Betreuungsaufgaben umfassen Unterstützungsleistungen zur Bewältigung und Gestaltung des alltäglichen Lebens im häuslichen Umfeld" (Becker and Kingreen, 2019)

Analyse

Bezug zu den Angehörigen:

Die Pflegesachleistung bezieht sich im Schwerpunkt auf Leistungen für den Pflegebedürftigen Menschen. Die pflegenden Angehörigen sind aber bei dem Anspruch der Pflegefachlichen Anleitung mit einbezogen.

Auf Stadium des Informationsmanagements

„Bestandteil der häuslichen Pflegehilfe ist auch die Pflegefachliche Anleitung"

➔ Es soll eine pflegefachliche Anleitung erfolgen. Wie in der Methodik beschrieben, vermittelt Anleitung Fähigkeiten und Fertigkeiten.

Deshalb Einordnung ins Stadium des Informationsmanagements InformationenAnwenden.

Auf Dimension:

„Bestandteil der häuslichen Pflegehilfe ist auch die pflegefachliche Anleitung"

➔ Die pflegefachliche Anleitung erfolgt, wenn häusliche Pflegehilfe notwendig ist. Das heißt, es wird geholfen die Pflegesituation zu bewältigen. Es lässt sich keine präventive oder gesundheitsfördernde Intention ableiten.

Deshalb Einordnung in die Dimension der Krankheits-/ Pflegebewältigung.

§ 37 Pflegegeld für selbst beschaffte Hilfen

„Der Anspruch setzt voraus, dass der Pflegebedürftige mit dem Pflegegeld dessen Umfang entsprechend die erforderlichen körperbezogenen Pflegemaßnahmen und pflegerische Betreuungsmaßnahmen sowie Hilfen bei der Haushaltsführung in geeigneter Weise selbst sicherstellt." (Becker and Kingreen, 2019)

Bezug zu den Angehörigen:

Es lässt sich kein direkter Bezug zu pflegenden Angehörigen ableiten. Der Pflegebedürftige wird, sofern er diese Leistung in Anspruch nimmt, zur Eigenverantwortlichkeit aufgerufen die eigene Versorgungssicherheit zu gewährleisten. Dementsprechend kann keine weitere Analyse zum Stadium des Informationsmanagements und der Dimension erfolgen.

§ 38 Kombination von Geldleistung und SachleistungKombinationsleistung)

„Nimmt der Pflegebedürftige die ihm … zustehende Sachleistung nur teilweise in Anspruch, erhält er daneben ein anteiliges Pflegegeld im Sinne des § 37." (Becker and Kingreen, 2019)

Analyse

Bezug zu den Angehörigen:

Es lässt sich kein Bezug zu den Angehörigen herstellen. Dementsprechend kann keine weitere Analyse zum Stadium des Informationsmanagements und der Dimension erfolgen.

§ 39 Häusliche Pflege bei Verhinderung der Pflegeperson

„(1) Ist eine Pflegeperson wegen Erholungsurlaubs, Krankheit oder aus anderen Gründen an der Pflege gehindert, übernimmt die Pflegekasse die nachgewiesenen Kosten einer notwendigen Ersatzpflege für längstens sechs Wochen je Kalenderjahr." (Becker and Kingreen, 2019)

Analyse:

Bezug zu den Angehörigen:

Es wird Bezug zu den pflegenden Angehörigen genommen. Sie werden in dem Paragraphen als Pflegeperson angesprochen.

Auf Stadium des Informationsmanagements

→ Ein Stadium des Informationsmanagements kann nicht direkt zugeordnet werden. Diese Leistung der Pflegekassen gleicht einer Anwendung für Pflegepersonen.

Deshalb Einschluss in das Stadium des Informationsmanagements nicht zuordbar.

Auf die Dimension der Gesundheitskompetenz:

„Ist eine Pflegeperson wegen Erholungsurlaubs, Krankheit oder aus anderen Gründen an der Pflege gehindert, übernimmt die Pflegekasse die nachgewiesenen Kosten einer notwendigen Ersatzpflege"

→ Es ist die Subdimension der Pflegebewältigung ableitbar. Die Pflegeperson kann für bis zu sechs Wochen von der Pflege freigestellt werden. Mit den angegebenen exemplarischen Gründen des Erholungsurlaubs oder der Krankheit lässt sich keine präventive oder gesundheitsfördernde Intention für den pflegenden Angehörigen ableiten.

Deshalb Einschluss in die Dimension der Krankheits-/ Pflegebewältigung.

§ 40 Pflegehilfsmittel und wohnumfeldverbessernde Maßnahmen

„Pflegebedürftige haben Anspruch auf Versorgung mit Pflegehilfsmitteln, die zur Erleichterung der Pflege oder zur Linderung der Beschwerden des Pflegebedürftigen beitragen oder ihm eine selbständige Lebensführung ermöglichen … Die Pflegekassen können subsidiär finanzielle Zuschüsse für Maßnahmen zur Verbesserung des individuellen Wohnumfeldes des Pflegebedürftigen gewähren, beispielsweise für technische Hilfen im Haushalt, wenn dadurch im Einzelfall die häusliche Pflege ermöglicht oder erheblich erleichtert oder eine möglichst selbstständige Lebensführung des Pflegebedürftigen wiederhergestellt wird." (Becker and Kingreen, 2019)

Analyse:

Bezug zu den Angehörigen:

Pflegende Angehörige werden nicht direkt benannt, aber ihre Beteiligung an der Leistung kann an Begriffen wie Wohnumfeld, häusliche Pflege interpretiert werden. Der pflegende Angehörige gehört zum Wohnumfeld des Pflegebedürftigen und ermöglicht erst die häusliche Pflege.

Auf Stadium des Informationsmanagements

→ Es lässt sich kein Stadium des Informationsmanagements ableiten. Diese Leistung der Pflegekassen gleicht einer Anwendung für Pflegepersonen.

Deshalb Einschluss in das Stadium des Informationsmanagements nicht zuordbar.

Auf die Dimension der Gesundheitskompetenz:

„die zur Erleichterung der Pflege"

„Maßnahmen zur Verbesserung des individuellen Wohnumfeldes"

„wenn dadurch im Einzelfall die häusliche Pflege ermöglicht oder erheblich erleichtert oder eine möglichst selbstständige Lebensführung des Pflegebedürftigen wiederhergestellt wird."

→ Eine „Erleichterung der Pflege" hilft dem pflegenden Angehörigen bei der Pflegebewältigung.

Und auch Maßnahmen zur Verbesserung des individuellen Wohnumfeldes helfen dem pflegenden Angehörigen bei der Pflegebewältigung.

Deshalb Einschluss in die Dimension der Krankheits-/ Pflegebewältigung.

§ 41 Tagespflege und Nachtpflege

„Pflegebedürftige der Grade 2 bis 5 haben Anspruch auf teilstationäre Pflege in Einrichtungen der Tages- oder Nachtpflege, wenn häusliche Pflege nicht in ausreichendem Umfang sichergestellt werden kann oder wenn dies zur Ergänzung oder Stärkung der häuslichen Pflege erforderlich ist." (Becker and Kingreen, 2019)

Analyse:

Bezug zu den Angehörigen:

Pflegende Angehörige werden nicht direkt benannt, aber ihre Beteiligung an der Leistung kann mit dem Begriff der häuslichen Pflege inkludiert werden.

Auf Stadium des Informationsmanagements

→ Es lässt sich kein Stadium des Informationsmanagements ableiten. Diese Leistung der Pflegekassen hat keinen edukativen Einfluss.

Deshalb Einschluss in das Stadium des Informationsmanagement nicht zuordbar.

Auf die Dimension der Gesundheitskompetenz:

„wenn häusliche Pflege nicht in ausreichendem Umfang sichergestellt werden kann oder wenn dies zur Ergänzung oder Stärkung der häuslichen Pflege erforderlich ist."

→ Diese Leistung der Pflegekassen hilft die pflegenden Angehörigen zu entlasten, wenn diese die häusliche Pflege nicht in ausreichendem Umfang sicherstellen können, oder eine Ergänzung oder Stärkung der häuslichen Pflege benötigen.

Damit ist die Tages- und Nachtpflege in die Dimension der Krankheits-/ Pflegebewältigung einzuordnen.

§ 42 Kurzzeitpflege

Kann die häusliche Pflege zeitweise nicht, noch nicht oder nicht im erforderlichen Umfang erbracht werden und reicht auch teilstationäre Pflege nicht aus, besteht für Pflegebedürftige der Pflegegrade 2 bis 5 Anspruch auf Pflege in einer vollstationären Einrichtung. Dies gilt:

1. Für eine Übergangszeit im Anschluss an eine stationäre Behandlung des Pflegebedürftigen oder

2. In sonstigen Krisensituationen, in denen vorübergehend häusliche oder teilstationäre Pflege nicht möglich oder nicht ausreichend ist. ... Abweichend von den Absätzen 1 und 2 besteht der Anspruch auf Kurzzeitpflege auch in Einrichtungen, die stationäre Leistungen

zur medizinischen Vorsorge oder Rehabilitationen erbringen, wenn während einer Maßnahme der medizinischen Vorsorge oder Rehabilitation für eine Pflegeperson eine gleichzeitige Unterbringung und Pflege des Pflegebedürftigen erforderlich ist." (Becker and Kingreen, 2019)

Analyse:

Bezug zu den Angehörigen:

Pflegende Angehörige sind in die Leistung mit einbezogen als Pflegeperson. Darüber hinaus lässt sich die Beteiligung der Pflegeperson aus der häuslichen Pflege ableiten.

Auf Stadium des Informationsmanagements

➔ Es lässt sich kein Stadium des Informationsmanagements ableiten. Diese Leistung der Pflegekassen hat keinen edukativen Einfluss.

Deshalb Einschluss in das Stadium des Informationsmanagements nicht zuordbar.

Auf die Dimension der Gesundheitskompetenz:

„Kann die häusliche Pflege zeitweise nicht, noch nicht oder nicht im erforderlichen Umfang erbracht werden und reicht auch teilstationäre Pflege nicht aus, besteht für Pflegebedürftige der Pflegegrade 2 bis 5 Anspruch auf Pflege in einer vollstationären Einrichtung"

➔ Wenn die häusliche Pflege zeitweise nicht, oder nicht im erforderlichen Umfang erbracht werden kann, besteht die Möglichkeit der Kurzzeitpflege. Dies ist für den pflegenden Angehörigen eine Entlastung von der Pflegesituation. Dies lässt sich in die Dimension der Pflegebewältigung einordnen. Besonderes Augenmerk liegt in der Formulierung es „besteht der Anspruch auf Kurzzeitpflege auch in Einrichtungen, die stationäre Leistungen zur medizinischen Vorsorge oder Rehabilitationen erbringen, wenn während einer Maßnahme der medizinischen Vorsorge oder Rehabilitation für eine Pflegeperson eine gleichzeitige Unterbringung und Pflege des Pflegebedürftigen erforderlich ist." Dies bedeutet, dass die Pflegesituation, in der sich die Pflegeperson befindet, kein Hindernis darstellen muss, um für sich selbst präventive und gesundheitsfördernde Maßnahmen zu gewährleisten. Eine Erweiterung der Dimension auf Prävention lässt sich aber nicht ableiten, weil für die Pflegeperson kein Anspruch auf präventive oder gesundheitsförderliche Maßnahmen gewährleistet wird.

Deshalb Einschluss in die Dimension der Krankheits-/ Pflegebewältigung.

§ 44a Zusätzliche Leistungen bei Pflegezeit und kurzzeitiger Arbeitsverhinderung

„Beschäftigte, die…von der Arbeitsleistung vollständig freigestellt wurden oder deren Beschäftigung durch Reduzierung der Arbeitszeit zu einer geringfügigen Beschäftigung … wird, erhalten auf Antrag Zuschüsse zur Kranken- und Pflegeversicherung."

Abschnitt 3: „Für kurzzeitige Arbeitsverhinderung … hat eine Beschäftige oder ein Beschäftigter … Anspruch auf einen Ausgleich für entgangenes Arbeitsentgelt (Pflegeunterstützungsgeld) für bis zu insgesamt zehn Arbeitstage."

Abschnitt 6: „Landwirtschaftlichen Unternehmern … , die an der Führung des Unternehmens gehindert sind, weil sie für einen pflegebedürftigen nahen Angehörigen in einer akut aufgetretenen Pflegesituation eine bedarfgerechte Pflege organisieren oder eine pflegerische Versorgung in dieser Zeit sicherstellen müssen, wird anstelle des Pflegeunterstützungsgeldes für bis zu zehn Arbeitstage Betriebshilfe … gewährt." (Becker and Kingreen, 2019)

Analyse:

Bezug zu den Angehörigen:

Diese Leistung nimmt Bezug zu den pflegenden Angehörigen. Sie werden als Beschäftigte angesprochen, weil trotz Pflegezeit, die Sie mit dem Pflegebedürftigen Menschen verbringen, Sie oftmals auch beruflich arbeiten.

Auf Stadium des Informationsmanagements

→ Es lässt sich kein Stadium des Informationsmanagements ableiten. Diese Leistung der Pflegekassen hat keinen edukativen Einfluss.

Deshalb Einschluss in das Stadium des Informationsmanagements nicht zuordbar.

Auf die Dimension der Gesundheitskompetenz:

„erhalten auf Antrag Zuschüsse zur Kranken- und Pflegeversicherung."

„Für kurzzeitige Arbeitsverhinderung … hat eine Beschäftige oder ein Beschäftigter … Anspruch auf einen Ausgleich für entgangenes Arbeitsentgelt (Pflegeunterstützungsgeld) für bis zu insgesamt zehn Arbeitstage."

„, weil sie für einen pflegebedürftigen nahen Angehörigen in einer akut aufgetretenen Pflegesituation eine bedarfgerechte Pflege organisieren oder eine pflegerische Versorgung in dieser Zeit sicherstellen müssen, wird anstelle des Pflegeunterstützungsgeldes für bis zu zehn Arbeitstage Betriebshilfe"

→ Das Pflegeunterstützungsgeld oder die Betriebshilfe für Landwirtschaftliche Unternehmer, ebenso wie die Zuschüsse zur Kranken- und Pflegeversicherung bieten für bis zu zehn Tage finanzielle Entlastung für berufstätige Pflegende, wenn diese sich im Rollenkonflikt zwischen Beruf und Pflege befinden.

Deshalb Einschluss in die Dimension der Krankheits-/ Pflegebewältigung.

§ 45 Pflegekurse für Angehörige und ehrenamtliche Pflegepersonen

Abschnitt 1: „Die Pflegekassen haben für Angehörige und sonstige an einer ehrenamtlichen Pflegetätigkeit interessierte Personen unentgeltlich Schulungskurse durchzuführen, um soziales Engagement im Bereich der Pflege zu fördern und zu stärken, Pflege und Betreuung zu erleichtern und zu verbessern sowie pflegebedingte körperliche und seelische Belastungen zu mindern und ihrer Entstehung vorzubeugen. Die Kurse sollen Fertigkeiten für eine eigenständige Durchführung der Pflege vermitteln. Auf Wunsch der Pflegeperson und der pflegebedürftigen Person findet die Schulung auch in der häuslichen Umgebung des Pflegebedürftigen statt." (Becker and Kingreen, 2019)

Analyse:

Bezug zu den Angehörigen:

Angehörige werden in dieser Leistung direkt angesprochen mit Formulierungen wie „für Angehörige", „auf Wunsch der Pflegeperson".

Auf Stadium des Informationsmanagements

„unentgeltlich Schulungskurse durchzuführen … Die Kurse sollen Fertigkeiten für eine eigenständige Durchführung der Pflege vermitteln."

→ Es werden Schulungskurse angeboten, die Fertigkeiten vermitteln sollen. Damit wird impliziert, dass pflegende Angehörige Wissen zur Pflege anwenden können sollen.

Deshalb Einschluss in das Stadium des Informationsmanagements Informationen anwenden.

Auf die Dimension der Gesundheitskompetenz:

„„Pflege und Betreuung zu erleichtern und zu verbessern sowie pflegebedingte körperliche und seelische Belastungen zu mindern und ihrer Entstehung vorzubeugen"

→ Pflege und Betreuung soll für pflegende Angehörige erleichtert werden. Insbesondere sollen pflegebedingte körperliche und seelische Belastungen gemindert werden. Dies hilft pflegenden Angehörigen die Pflegesituation besser zu bewältigen. Hinzu kommt, dass diesen pflegebedingten körperlichen und seelischen Belastungen vorgebeugt werden soll. Dies lässt einen präventiven Charakter entnehmen, weil körperliche und seelische Belastungen wie auszuschaltende Risiken bezeichnet werden. Die Dimension der Gesundheitsförderung lässt sich nicht ableiten, weil keine gesundheitsbezogene Verhaltensänderung benannt wird.

Deshalb Einschluss in die Dimensionen Krankheits-/ Pflegebewältigung und Prävention.

§ 45a Angebote zur Unterstützung im Alltag, Umwandlung des ambulanten Sachleistungsbetrags (Umwandlungsanspruch), Verordnungsermächtigung

„1) Angebote zur Unterstützung im Alltag tragen dazu bei, Pflegepersonen zu entlasten, und helfen Pflegebedürftigen, möglichst lange in ihrer häuslichen Umgebung zu bleiben, soziale Kontakte aufrechtzuerhalten und ihren Alltag weiterhin möglichst selbstständig bewältigen zu können. Angebote zur Unterstützung im Alltag sind

1. Angebote, in denen insbesondere ehrenamtliche Helferinnen und Helfer unter pflegefachlicher Anleitung die Betreuung von Pflegebedürftigen mit allgemeinen oder mit besonderem Betreuungsbedarf in Gruppen oder im häuslichen Bereich übernehmen (Betreuungsangebote)

2. Angebote, die der gezielten Entlastung und beratenden Unterstützung von pflegenden Angehörigen und vergleichbar nahestehenden Pflegepersonen in ihrer Eigenschaft als Pflegende dienen (Angebote zur Entlastung von Pflegenden)

3. Angebote, die dazu dienen, die Pflegebedürftigen bei der Bewältigung von allgemeinen oder pflegebedingten Anforderungen des Alltages oder im Haushalt, insbesondere bei der Haushaltsführung, oder bei der eigenverantwortlichen Organisastion individuell benötigter Hilfeleistungen zu unterstützen (Angebote zur Entlastung im Alltag) …

Angebote zur Unterstützung im Alltag beinhalten die Übernahme von Betreuung und allgemeiner Beaufsichtigung, eine die vorhandenen Ressourcen und Fähigkeiten stärkende oder stabilisierende Alltagsbegleitung, Unterstützungsleistungen für Angehörige und vergleichbar Nahestehende in ihrer Eigenschaft als Pflegende zur besseren Bewältigung des Pflegealltags" (Becker and Kingreen, 2019)

Analyse:

Bezug zu den Angehörigen:

Pflegende Angehörige werden direkt als Pflegepersonen angesprochen und werden teilweise in die Leistung einbezogen.

Auf Stadium des Informationsmanagements

„insbesondere ehrenamtliche Helferinnen und Helfer unter pflegefachlicher Anleitung"

→ Die pflegefachliche Anleitung bezieht sich nicht auf die pflegenden Angehörigen, deshalb erfolgt ein Ausschluss.

„Angebote, die der gezielten Entlastung und beratenden Unterstützung von pflegenden Angehörigen"

→ Es wird die Interventionslogik der Beratung angesprochen, die wie in Methodik bestimmt, den Stadien des Informationsmanagements Informationen -Verstehen und Informationen-Beurteilen zugeordnet werden kann.

Deshalb Einschluss in die Stadien des Informationsmanagements Informationen-Verstehen und Informationen-Beurteilen.

Auf die Dimension der Gesundheitskompetenz:

„Pflegepersonen zu entlasten"

„insbesondere ehrenamtliche Helferinnen und Helfer … die Betreuung von Pflegebedürftigen … übernehmen"

„Angebote, die der gezielten Entlastung und beratenden Unterstützung von pflegenden Angehörigen"

„Unterstützungsleistungen für Angehörige und vergleichbar Nahestehende in ihrer Eigenschaft als Pflegende zur besseren Bewältigung des Pflegealltags"

→ Es wird die Entlastung der pflegenden Angehörigen betont. Auch die Übernahme der Betreuung durch ehrenamtliche ist als Entlastung zu werten. Schlussendlich wird die Intention der besseren Bewältigung des Pflegealltags für die pflegenden Angehörigen direkt angesprochen. Es lässt sich keine präventive oder Gesundheitsfördernde Intention ableiten. Es geht ausschließlich um die Bewältigung des aktuell einwirkenden Stressors, in Form der Pflegebewältigung.

Deshalb Einschluss in die Dimension der Krankheits-/ Pflegebewältigung.

§ 45b Entlastungsbetrag

„(1) Pflegebedürftige in häuslicher Pflege haben Anspruch auf einen Entlastungsbetrag in Höhe bis zu 125 Euro monatlich. Der Betrag ist zweckgebunden einzusetzen für qualitätsgesicherte Leistungen zur Entlastung pflegender Angehöriger und vergleichbar Nahestehender in ihrer Eigenschaft als Pflegende sowie zur Förderung der Selbstständigkeit und Selbstbestimmtheit der Pflegebedürftigen bei der Gestaltung ihres Alltags. Er dient der Erstattung von Aufwendungen, die den Versicherten entstehen im Zusammenhang mit der Inanspruchnahme von

1. Leistungen der Tages- oder Nachtpflege
2. Leistungen der Kurzzeitpflege
3. Leistungen der ambulanten Pflegedienste im Sinne § 36, in den Pflegegraden 2 bis 5 jedoch nicht von Leistungen der Selbstversorgung,
4. Leistungen der nach landesrechtlich anerkannten Angebote zur Unterstützung im Alltag im Sinne des § 45a." (Becker and Kingreen, 2019)

Analyse:

Bezug zu den Angehörigen:

Pflegende Angehörige werden direkt angesprochen und sind somit in die Leistung mit inbegriffen.

Auf Stadium des Informationsmanagements

→ Es ist kein Stadium des Informationsmanagements ableitbar. Diese Leistung der Pflegekassen hat keinen edukativen Einfluss.

Auf die Dimension der Gesundheitskompetenz:

„Der Betrag ist zweckgebunden einzusetzen für qualitätsgesicherte Leistungen zur Entlastung pflegender Angehöriger und vergleichbar Nahestehender in ihrer Eigenschaft als Pflegende"

→ Für pflegende Angehörige kann der Entlastungsbetrag in Höhe von 125 € pro Monat genutzt werden, um Leistungen der Tages- oder Nacht- oder Kurzzeitpflege oder Leistungen der ambulanten Pflegedienste in Anspruch zu nehmen. Intention der Leistung ist die Entlastung der pflegenden Angehörigen.

Deshalb Einschluss in die Dimension der Krankheits-/ Pflegebewältigung.

§ 45d Förderung der Selbsthilfe, Verordnungsermächtigung

„Je Kalenderjahr werden 0,15 Euro je Versicherten verwendet zur Förderung und zum Auf- und Ausbau von Selbsthilfegruppen, -organisationen und -kontaktstellen, die sich die Unterstützung von Pflegebedürftigen sowie von deren Angehörigen und vergleichbar Nahestehenden zum Ziel gesetzt haben. … Selbsthilfegruppen im Sinne dieser Vorschrift sind freiwillige, neutrale, unabhängige und nicht gewinnorientierte Zusammenschlüsse von Personen, die entweder aufgrund eigener Betroffenheit oder als Angehörige oder vergleichbar Nahestehende das Ziel verfolgen, durch persönliche, wechselseitige Unterstützung, auch unter Zuhilfenahme von Angeboten ehrenamtlicher und sonstiger zum bürgerlichen Engagement bereiter Personen, die Lebenssituation von Pflegebedürftigen sowie von deren Angehörigen und vergleichbar Nahestehenden zu verbessern." (Becker and Kingreen, 2019)

Analyse:

Bezug zu den Angehörigen:

Die pflegenden Angehörigen werden direkt als mögliche Leistungsempfänger benannt.

Auf Stadium des Informationsmanagements

→ Es ist kein Stadium des Informationsmanagements direkt ableitbar. Es ist eine Frage der Umsetzung, ob gegründete Selbsthilfegruppen den Pflegebedürftigen und pflegenden Angehörigen edukative Unterstützung anbieten. Das SGB XI hat aber keinen implizierten Auftrag zur edukativen Unterstützung formuliert.

Deshalb erfolgt der Einschluss in das Stadium des Informationsmanagements nicht zuordbar.

Auf die Dimension der Gesundheitskompetenz:

„Auf- und Ausbau von Selbsthilfegruppen, -organisationen und -kontaktstellen, die sich die Unterstützung von Pflegebedürftigen sowie von deren Angehörigen und vergleichbar Nahestehenden zum Ziel gesetzt haben."

→ Pflegende Angehörige sollen durch Selbsthilfegruppen unterstützt werden. Diese Unterstützung bezieht sich auf die aktuell auf die Pflegeperson einwirkende Pflegesituation. Deshalb handelt es sich um die Dimension der Krankheits-/ Pflegebewältigung.

„die Lebenssituation von Pflegebedürftigen sowie von deren Angehörigen und vergleichbar Nahestehenden zu verbessern"

→ Intention dieser Maßnahme ist es „die Lebenssituation von Pflegebedürftigen sowie von deren Angehörigen und vergleichbar Nahestehenden zu verbessern." Welche Dimension der Gesundheitskompetenz damit abzuleiten ist, ist nicht eindeutig zu bestimmen. Das Verbessern der Lebenssituation könnte eine gesundheitliche Verhaltensänderung (also Dimension der Gesundheitsförderung) mit einschließen, sind aber nicht benannt. Eine Verbesserung der Lebenssituation kann zumindest der Dimension der Krankheits-/ Pflegebewältigung zugeordnet werden, weil davon ausgegangen wird, dass ein aktuell einwirkender Stressor (Pflegesituation) positiv beeinflusst werden kann.

Deshalb Einschluss in die Dimension der Krankheits-/ Pflegebewältigung.

10 Literaturverzeichnis:

2011. *Pschyrembel Klinisches Wörterbuch 2012. [Buch plus Online ; inklusive Online Zugang für 1 Jahr]*, Berlin: De Gruyter.

BECKER, U. & KINGREEN, T. (eds.) 2019. *Sozialgesetzbuch mit Sozialgerichtsgesetz. Textausgabe mit ausführlichem Sachverzeichnis*, München: dtv.

DEGAM, 2018. Pflegende Angehörige von Erwachsenen S3-Leitlinie, online unter URL: https://www.degam.de/degam-leitlinien-379.html [Abruf: 02.02.2020]

Destatis Statistisches Bundesamt, 2018. 3,4 Millionen Pflegebedürftige zum Jahresende 2017, online unter URL: https://www.destatis.de/DE/Presse/Pressemitteilungen/2018/12/PD18_501_224.html [Abruf: 23.01.2020]

Destatis Statistisches Bundesamt, 2019 Pflegebedürftige nach Versorgungsart, Geschlecht und Pflegegrade , online unter URL: https://www.destatis.de/DE/Themen/Gesellschaft-Umwelt/Gesundheit/Pflege/Tabellen/pflegebeduerftige-pflegestufe.html [Abruf: 23.01.2020]

GEBHART, V. 2018. „In Freud und Leid, in guten wie in bösen Tagen". *Österreichische Zeitschrift für Soziologie,* 43**,** 367-387.

KOHLER, S., DÖHNER, H., KOFAHL, C. & LÜDECKE, D. 2012. „Ich bin dann selbst in so einer Art Hamsterrad…"-Töchter zwischen Beruf und Pflege. Eine qualitative Untersuchung mit Töchtern von hilfe-und pflegebedürftigen Eltern. *Pflege & Gesellschaft,* 4**,** 293-311.

KONOPIK, N. 2019. Gesundheitskompetenz im Alter. Erweiterung von Health Literacy unter Berücksichtigung biografischer und umweltbezogener Aspekte. *Springer eBooks.* 1st ed. 2019 ed. Wiesbaden: Springer VS.

LENARTZ, N. 2012. *Gesundheitskompetenz und Selbstregulation,* Göttingen, V&R unipress, University Press.

PELIKAN, J. & GANAHL, K. 2017. Die europäische Gesundheitskompetenz-Studie: Konzept, Instrument und ausgewählte Ergebnisse. [The European Health Literacy Study: Concept, Instrument and Selected Results.].

SCHAEFFER, D., PELIKAN, J. M. & BAUER, U. (eds.) 2017. *Health literacy. Forschungsstand und Perspektiven,* Bern: Hogrefe.

SØRENSEN, K., VAN DEN BROUCKE, S., FULLAM, J., DOYLE, G., PELIKAN, J., SLONSKA, Z., BRAND, H. & CONSORTIUM HEALTH LITERACY PROJECT, E. 2012. Health literacy and public health: A systematic review and integration of definitions and models. *BMC Public Health,* 12**,** 80. PELIKAN, J. & GANAHL, K. 2017. Die europäische Gesundheitskompetenz-Studie: Konzept, Instrument und ausgewählte Ergebnisse. [The European Health Literacy Study: Concept, Instrument and Selected Results.]

STEINBACH, H. 2018. *Gesundheitsförderung in der Pflege,* Wien, Facultas.

ZQP, Qualitätsrahmen für Beratung in der Pflege, online unter URL: https://www.zqp.de/wp-content/uploads/Qualitaetsrahmen_Beratung_Pflege.pdf [Abruf: 25.01.2020]

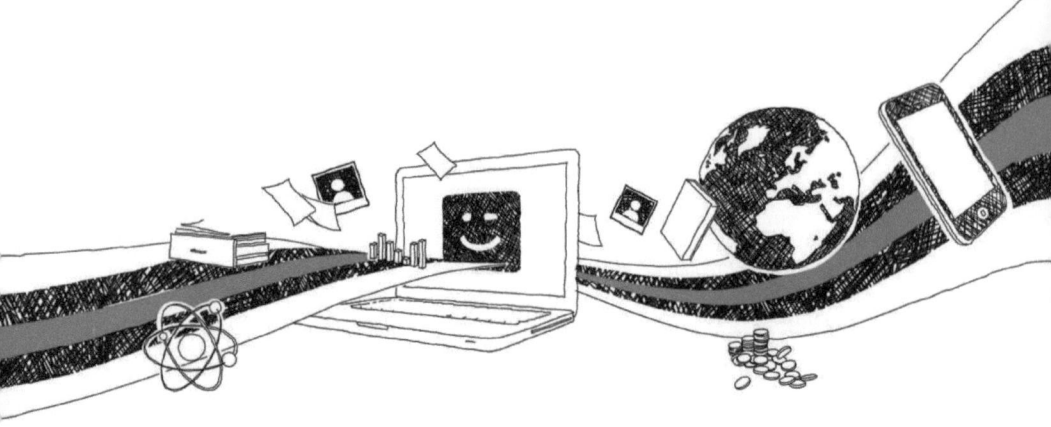
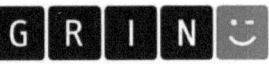